COUDRIN– l'enfant noir

Le code de la propriété intellectuelle n'autorisant aux termes des paragraphes 2 et 3 de l'article L.122-5, d'une part, que les copies ou reproductions strictement réservées à l'usage privé du copiste et non destinées à une utilisation collective et, d'autre part, sous réserve du nom de l'auteur et de la source, que les analyses et les courtes citations justifiées par le caractère critique, polémique, pédagogique, scientifique ou d'information, toute représentation ou reproduction intégrale ou partielle, faite sans le consentement de l'auteur ou de ses ayants droit ou ayants cause, est illicite (article L.122-4). Cette représentation ou reproduction, par quelque procédé que ce soit, constituerait donc une contrefaçon sanctionnée par les articles L.335-2 et suivants du Code de la propriété intellectuelle.

MAISON DE REPOS 2

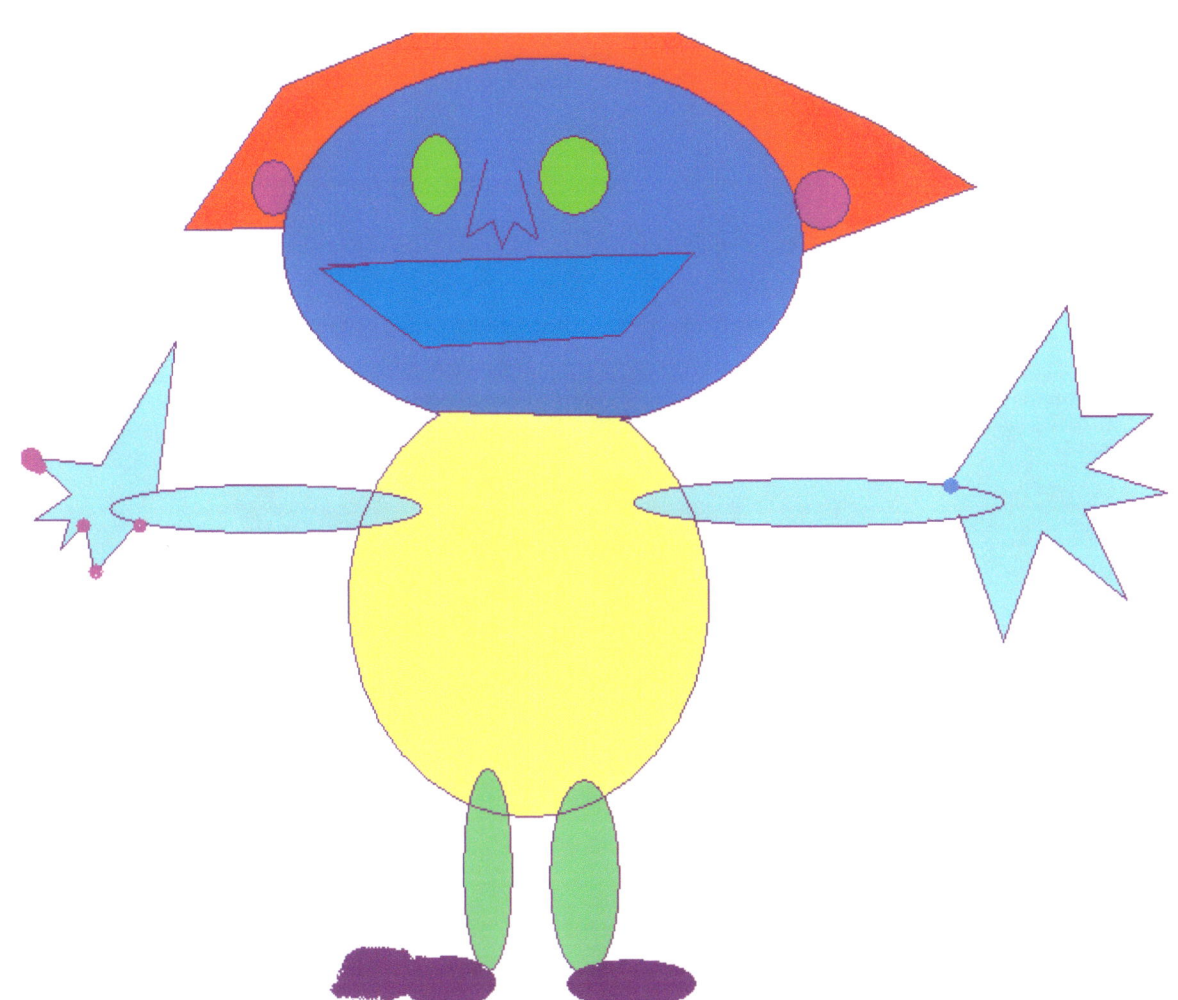

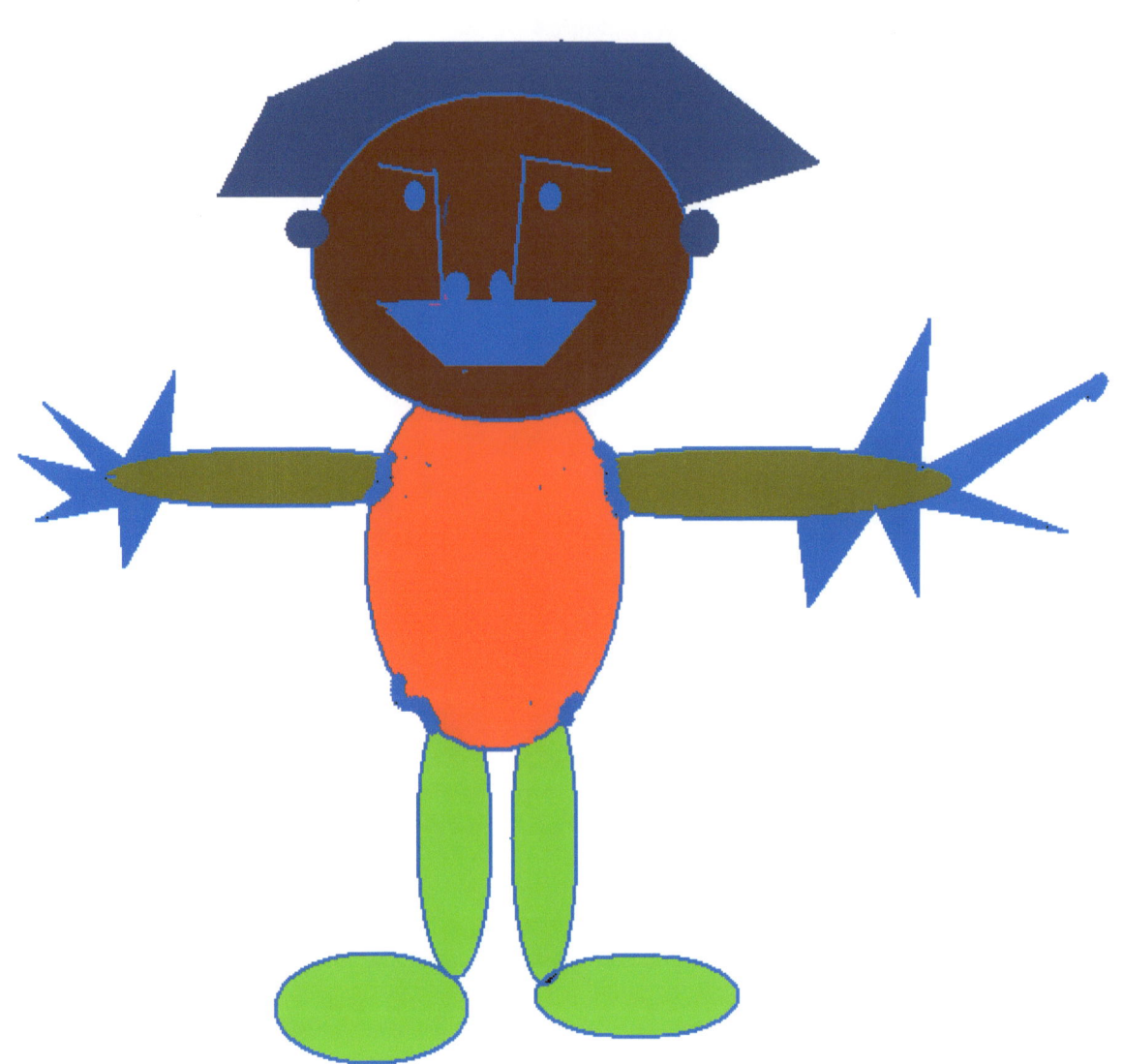

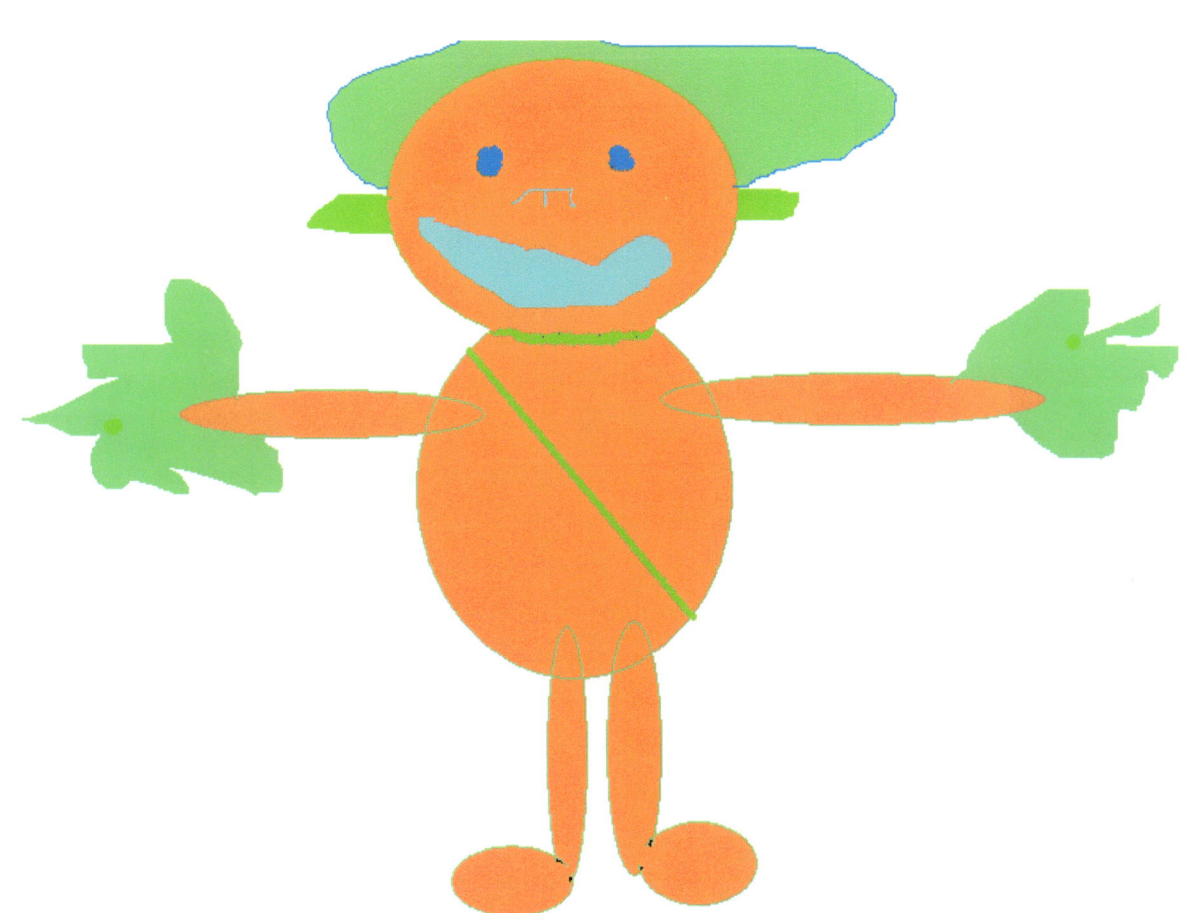

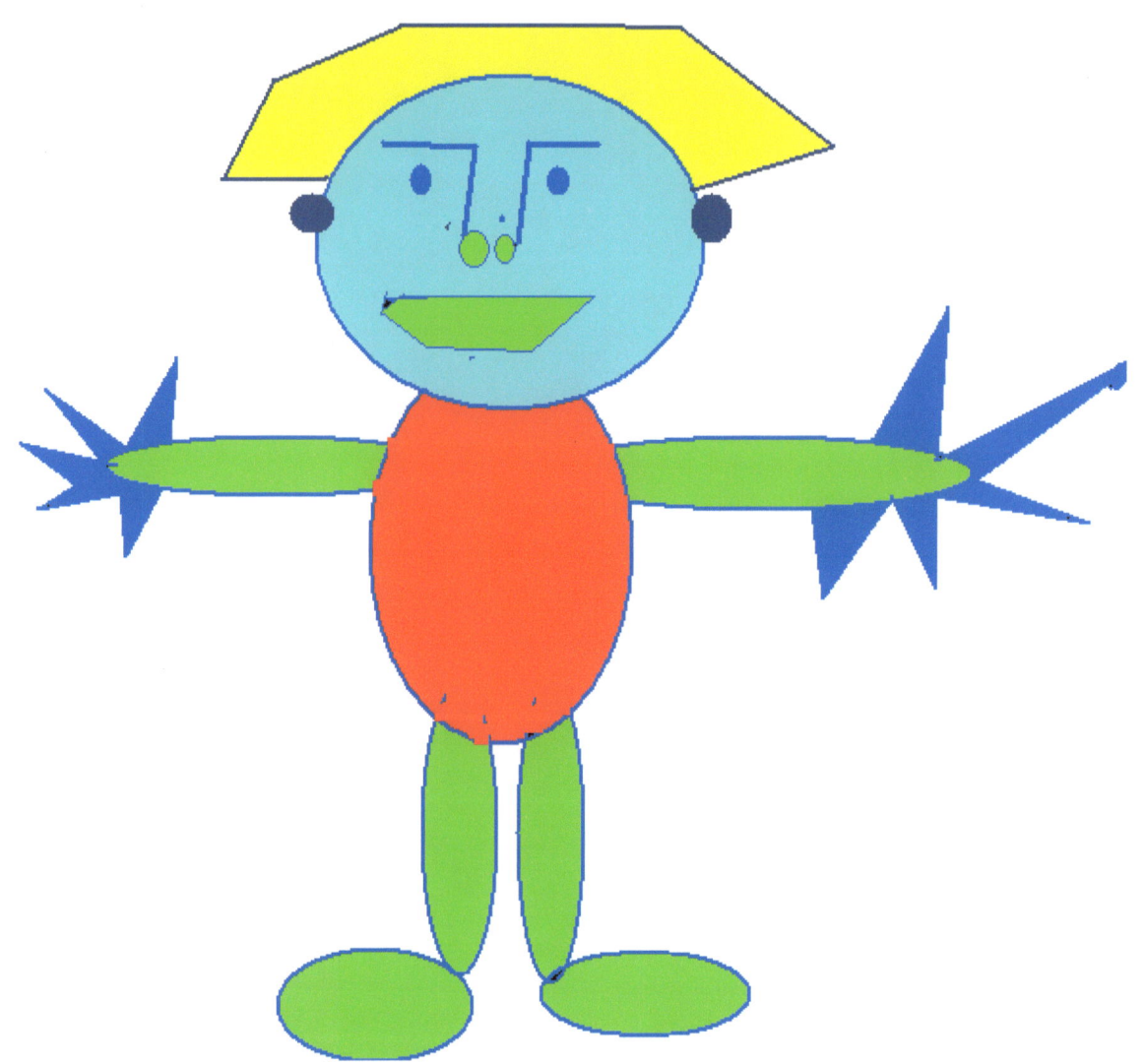

CHAPITRE 1 CRISE VIOLENT

NON p'tit diable numéro 2 calme-toi
STOP
AAAAAAAA AAAAAAAA

MUDOUME ou la

AAAAAAAA AAAAAAAA

respire p'tit diable numéro 2 respire
heureusement que les masque a gaz
et les tranquillisant sont dans notre
laboratoire il arrive pas a se calmé
SÉBASTIEN LE RET LK et dans OUI
je suis la allor p'tit diable numéro 2
ça fait longtemps que tu nous a
pas fait de grise super violent

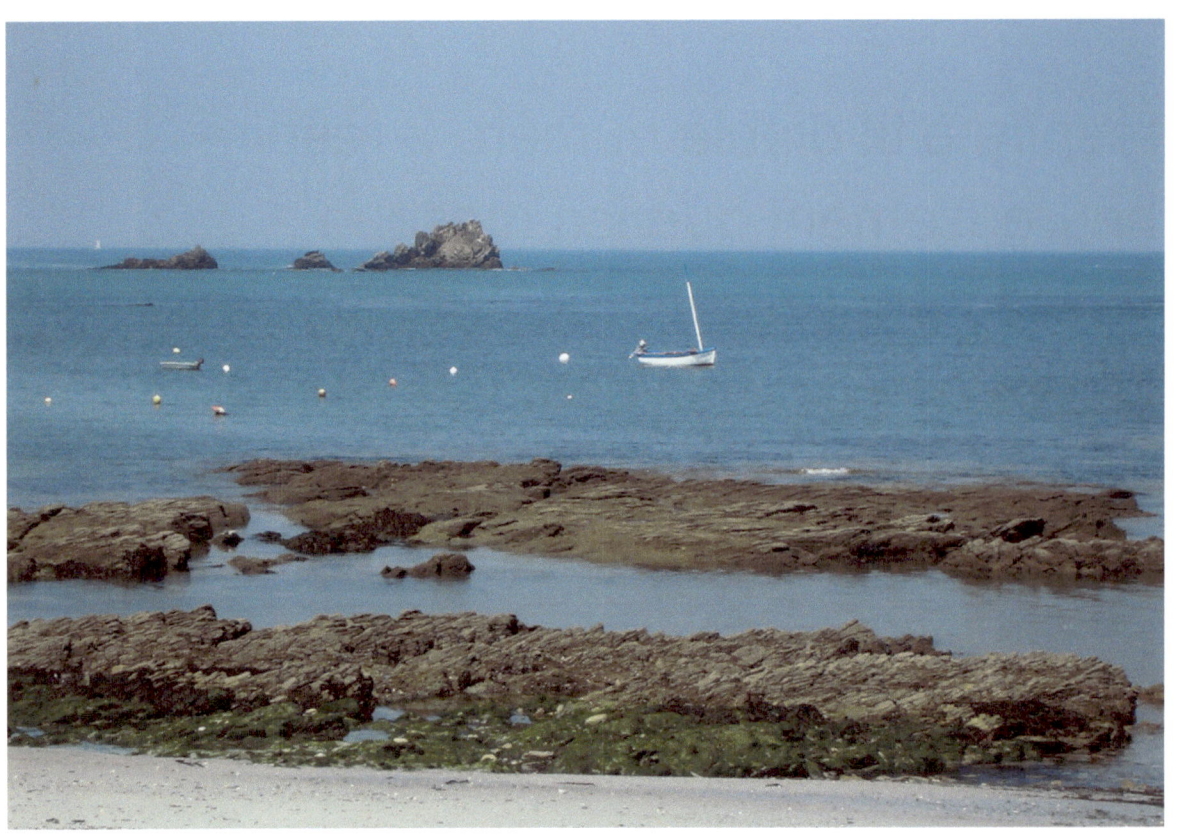

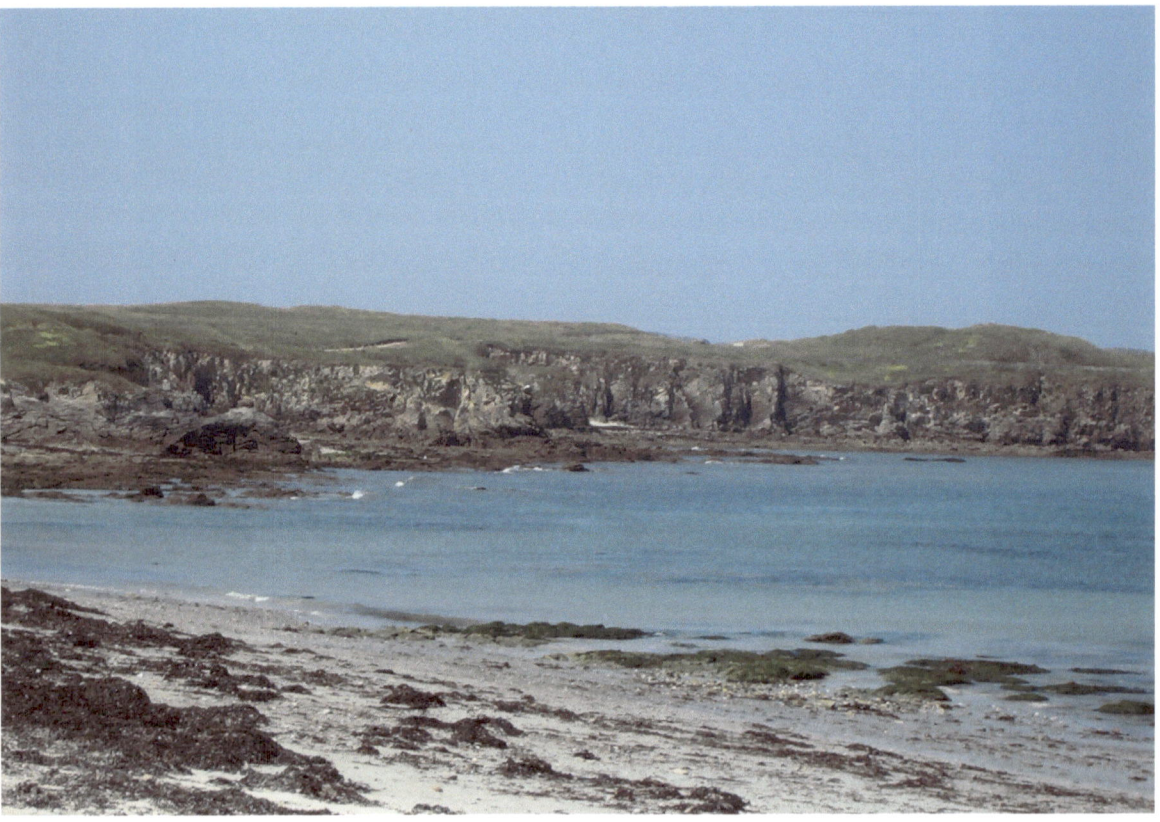

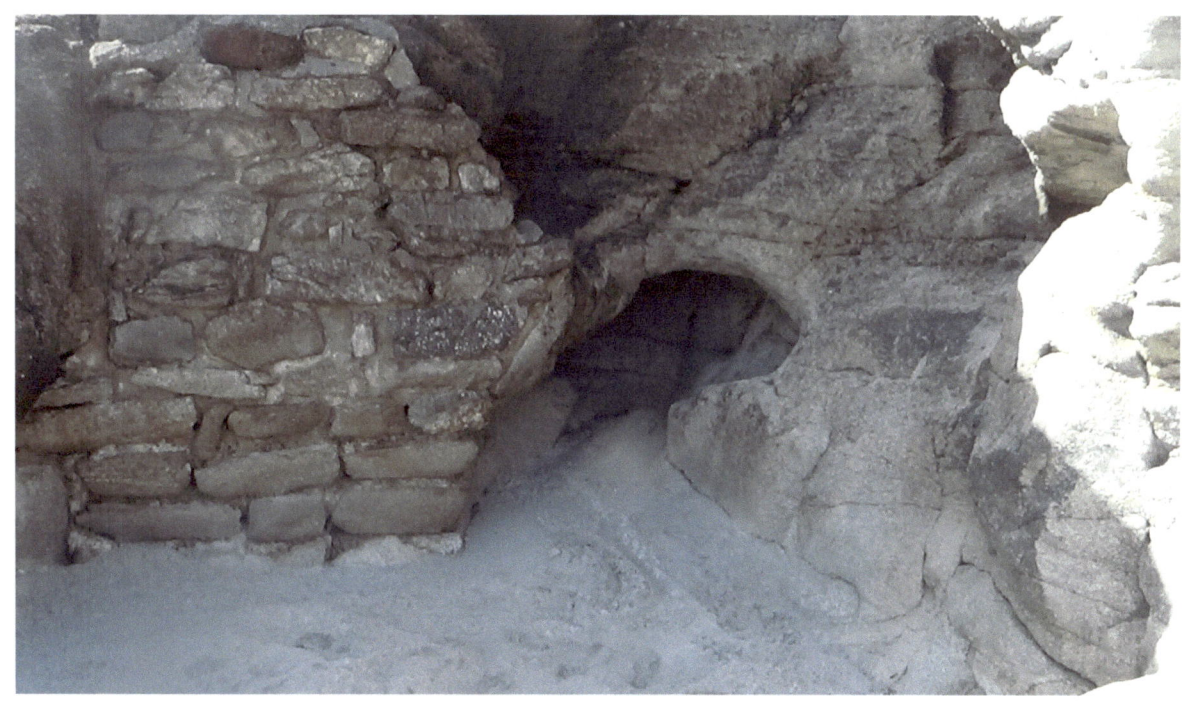

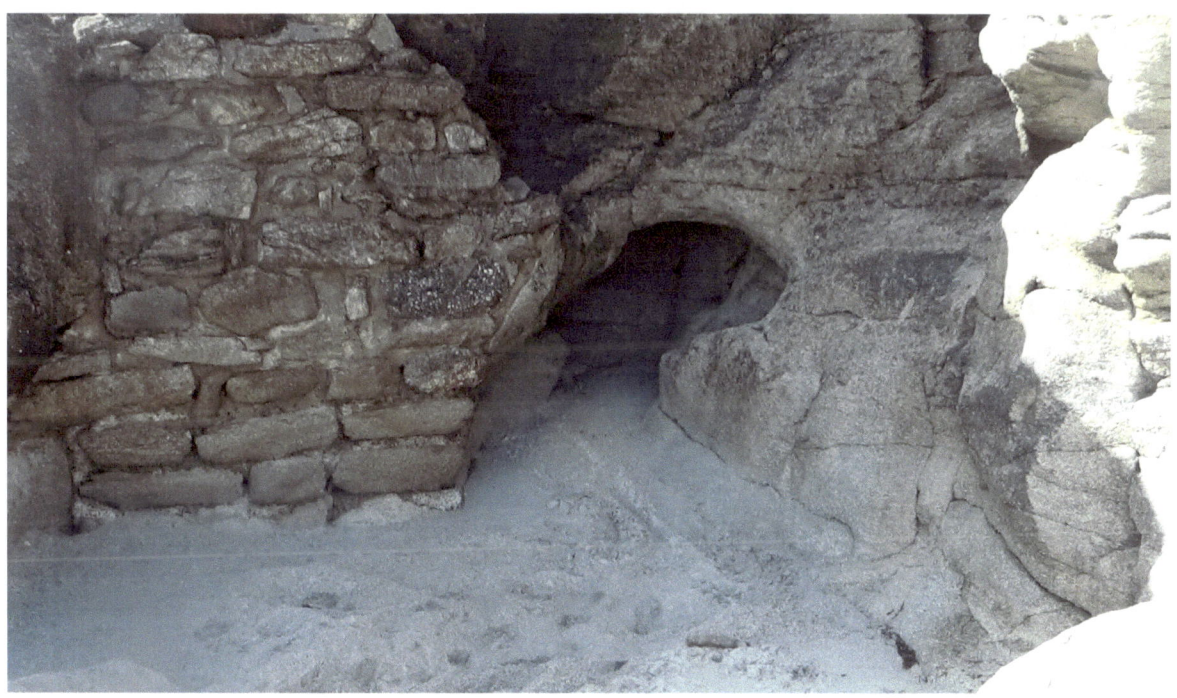

2 HEURE PLUS TARD

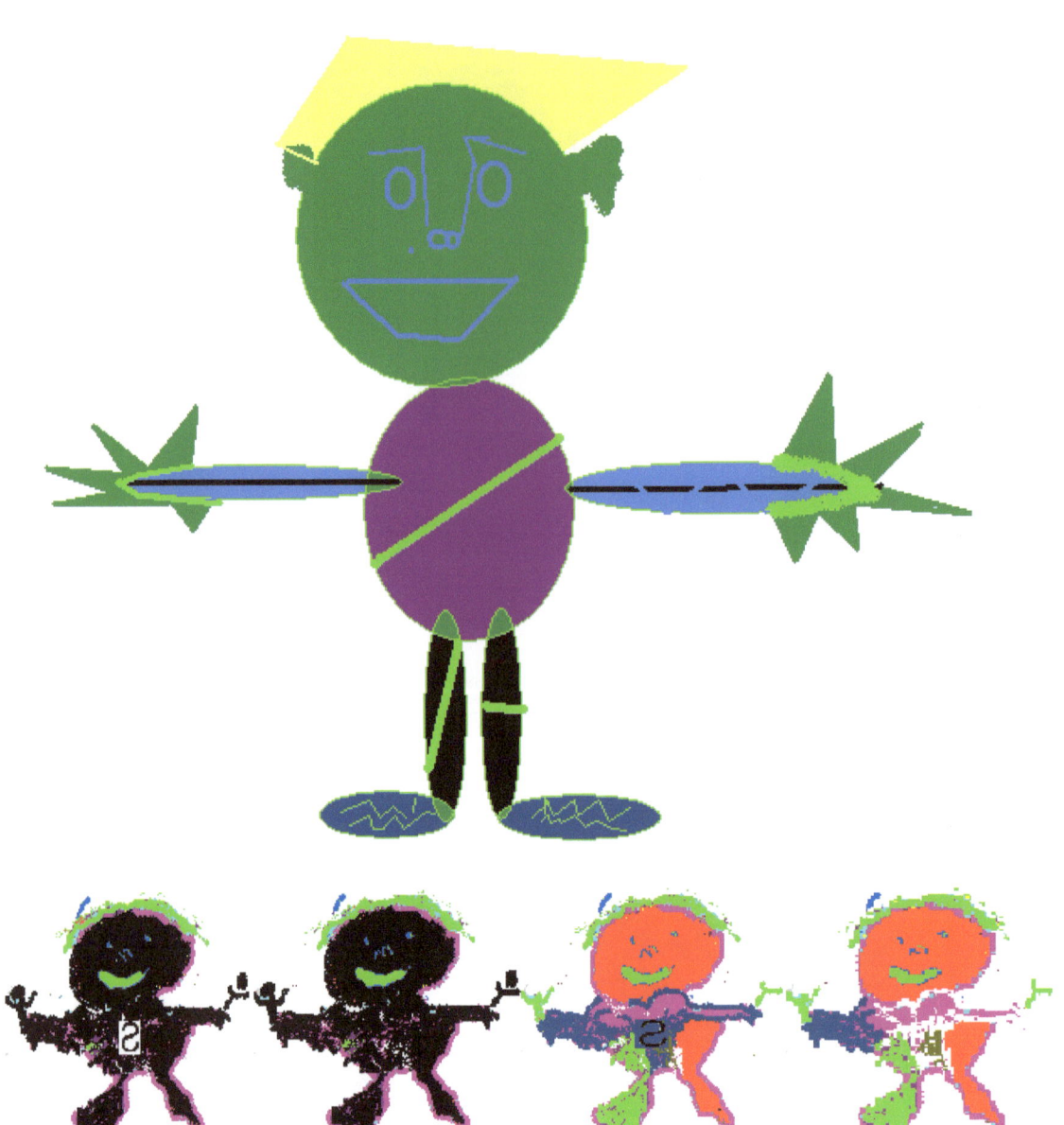

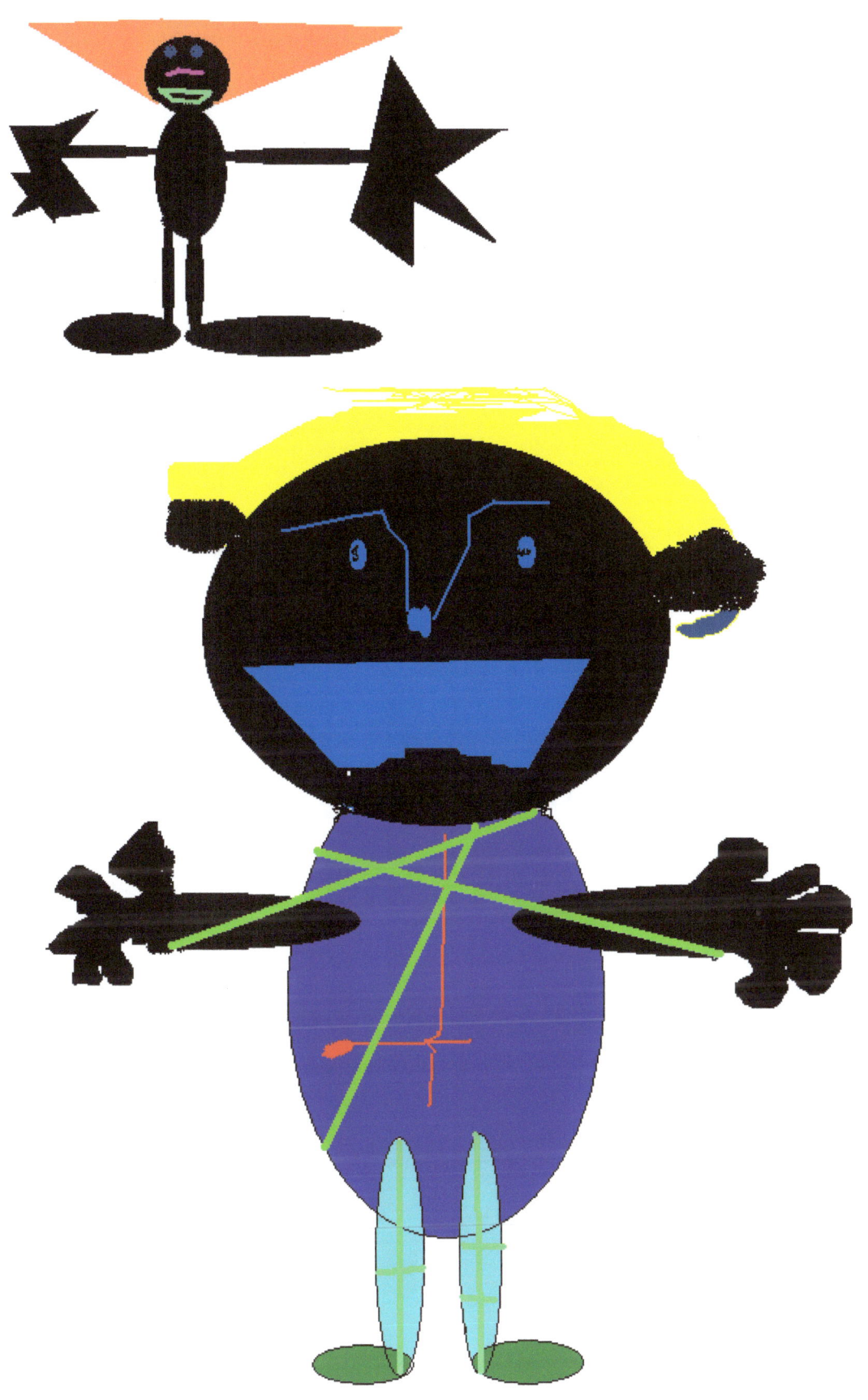

MAMAN MAMAN Chuuuuuuuuut ça

va mieux p'tit diable numéro 2 près
à rentrer chez toi hein MAMAN MAMAN

GHROUM

le voilà reparti chez lui.ET pour les
couche rose
C'EST rien il a fait juste 1 p'tit infection
et puis vu ces dernier analyse d'urine
au pire il reviendra pour 1 p'tit séjour
dans l'une des chambre stérile tonton 2
il reviendra au pire tu pourra jouer avec
lui dans pas très longtemps MUDOUME
LK et SÉBASTIEN LE RET comment
avez vous éduqué vaux enfant ils ne
parle quasiment jamais de vous et
en plus ils ne sont pas très bavard
quand vous êtes dans le coin.

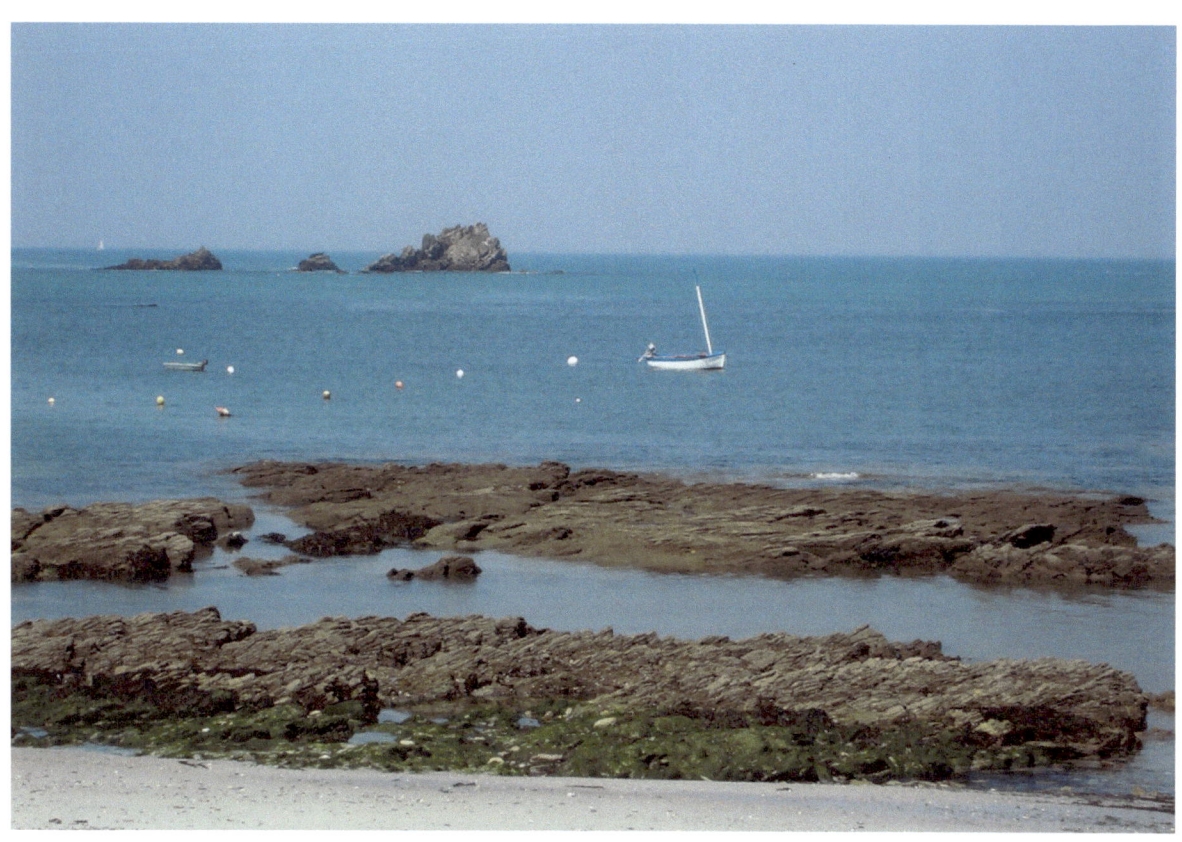
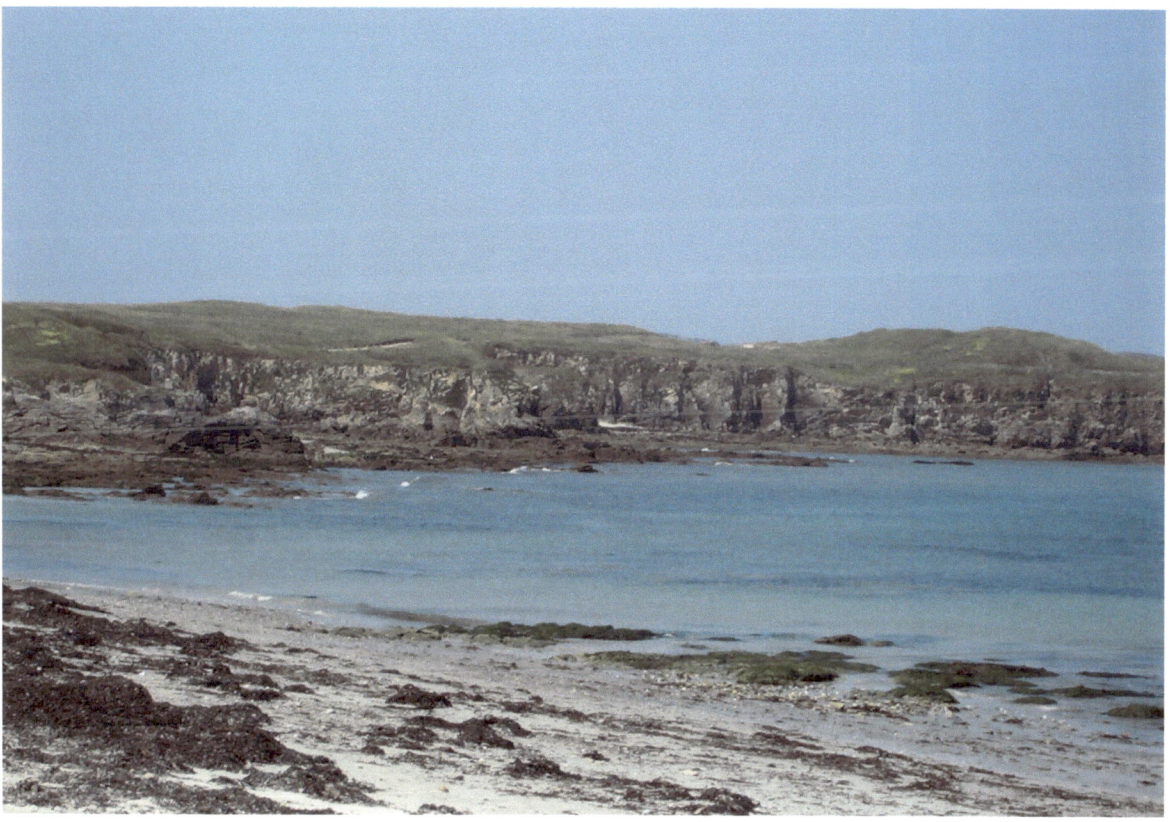

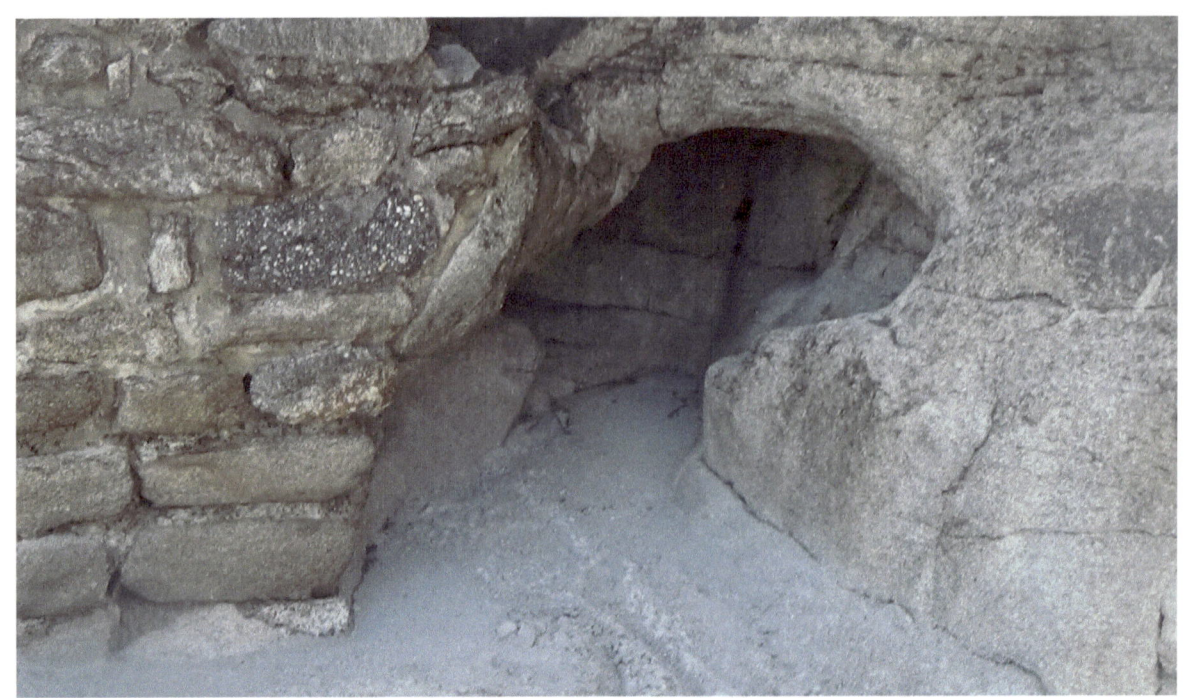

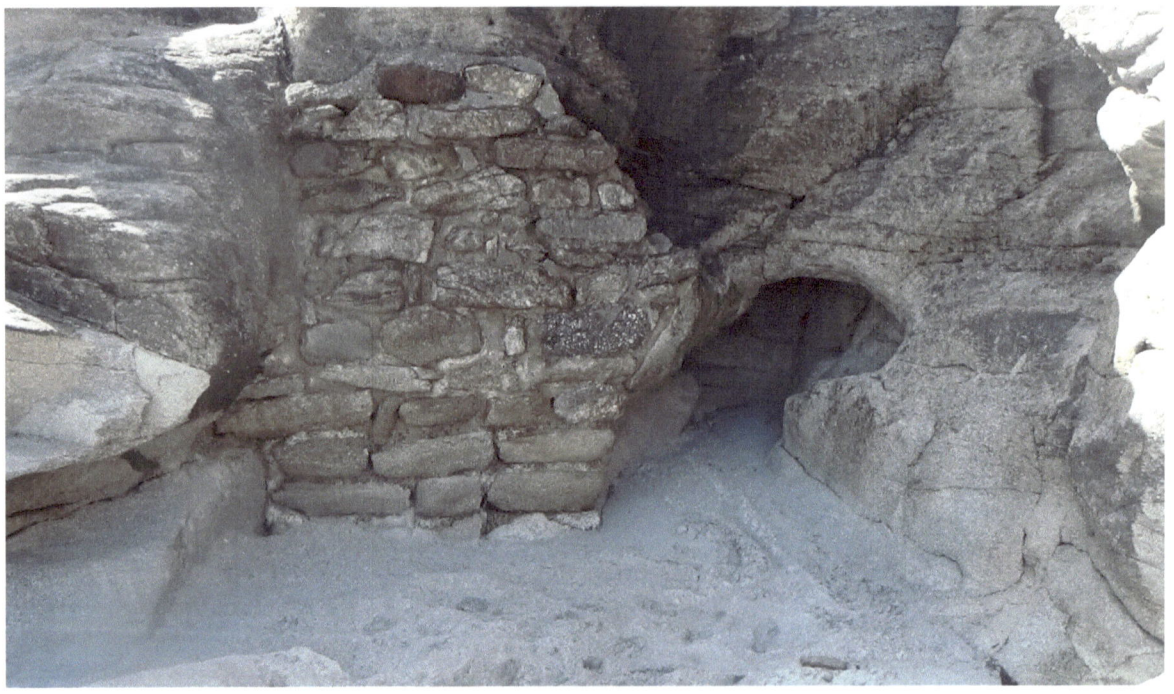

CHAPITRE 2 ARRIVÉE DE L'ÉQUIPE FORMULE 1

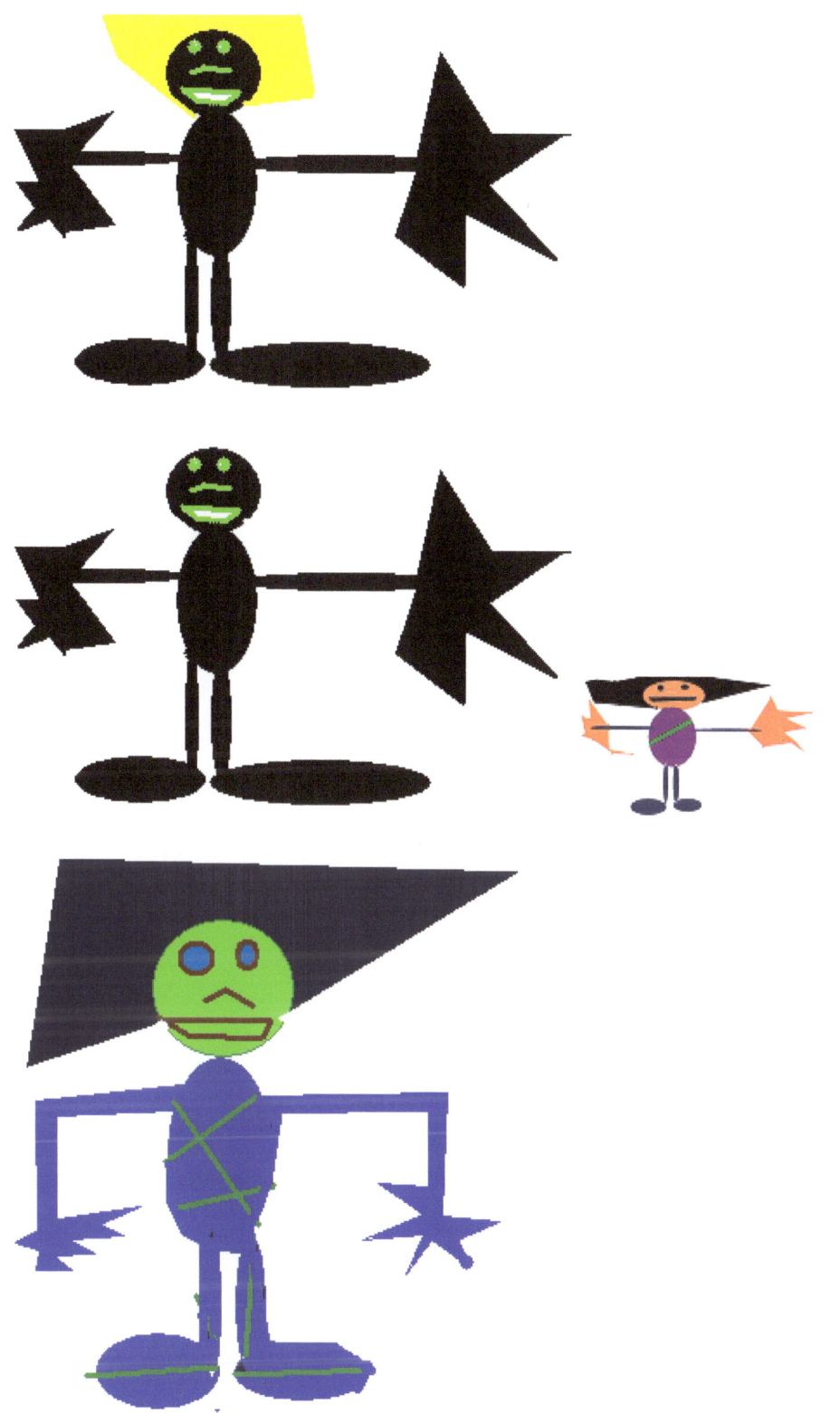

DR COUTURIER DR MOULES LES FILLES

alor comment ça va venez on vous

amène à vaux quartier en plus vous s'être toutes venu en uniforme et voila votre quartier MERCI MUDOUME

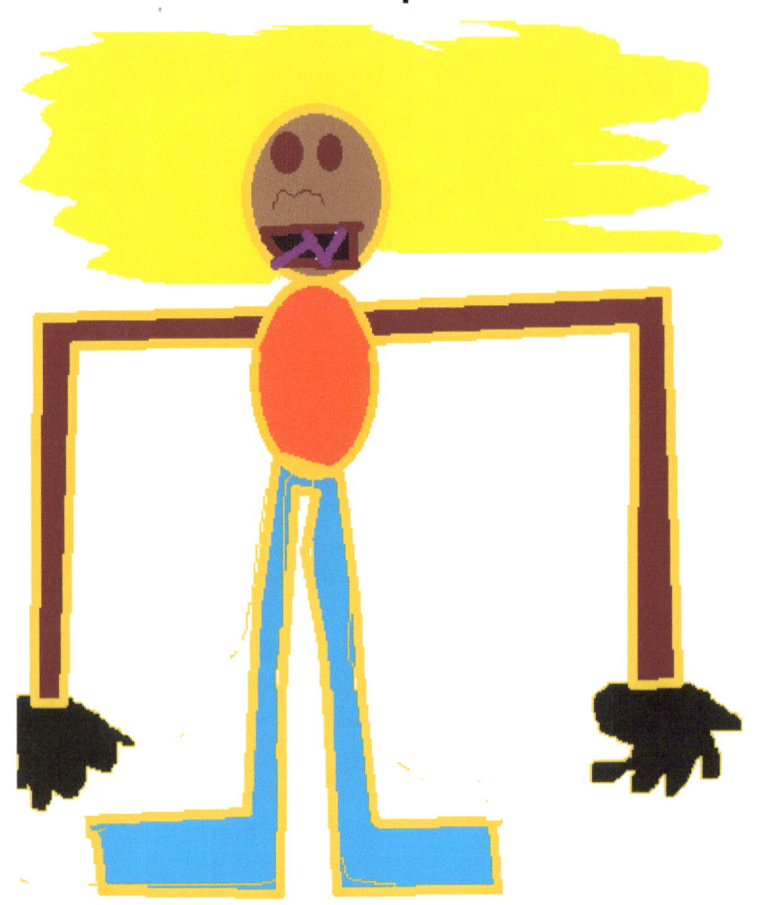

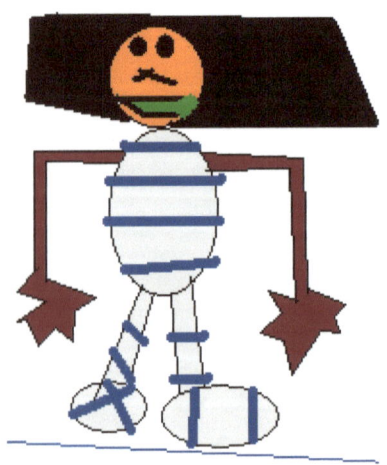

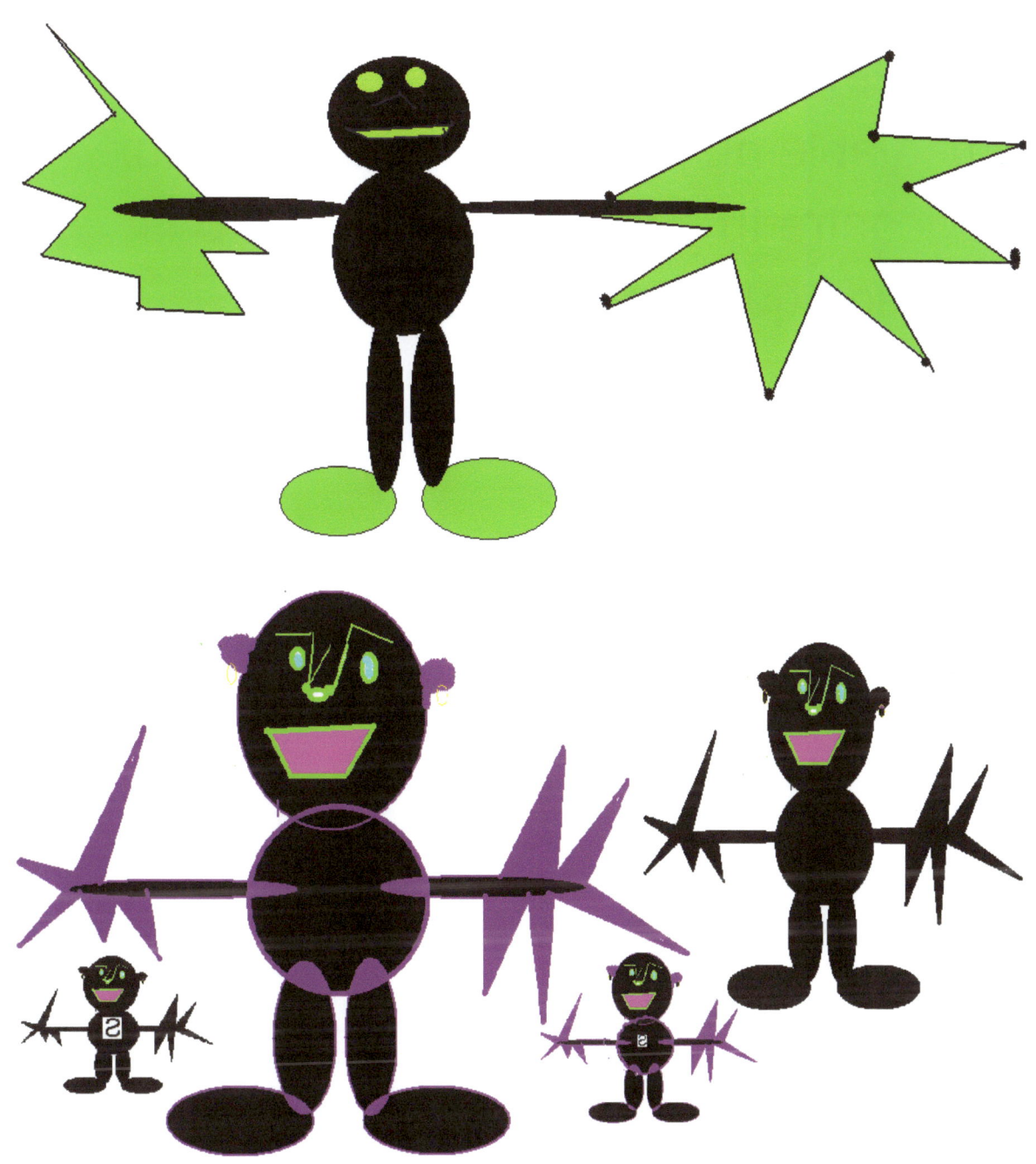

A TOUS TA L' HEURE LES FILLES

MAMAN MAMAN Par allo p'tit diable numéro 2 tu est déja revenu ouvre la bouche ENCORE ton dentier LK

OUI tu aurais 1 dentier en stock
PLOUFF oui allée ouvre la bouche
p'tit diable numéro 2 voila sa va mieux
par contre tu dors ici il est 21h00 pas
question que tu retourne à quiberon
il fait nuit noir allée va mangé avec tonton
2 et au lit avec tonton 2

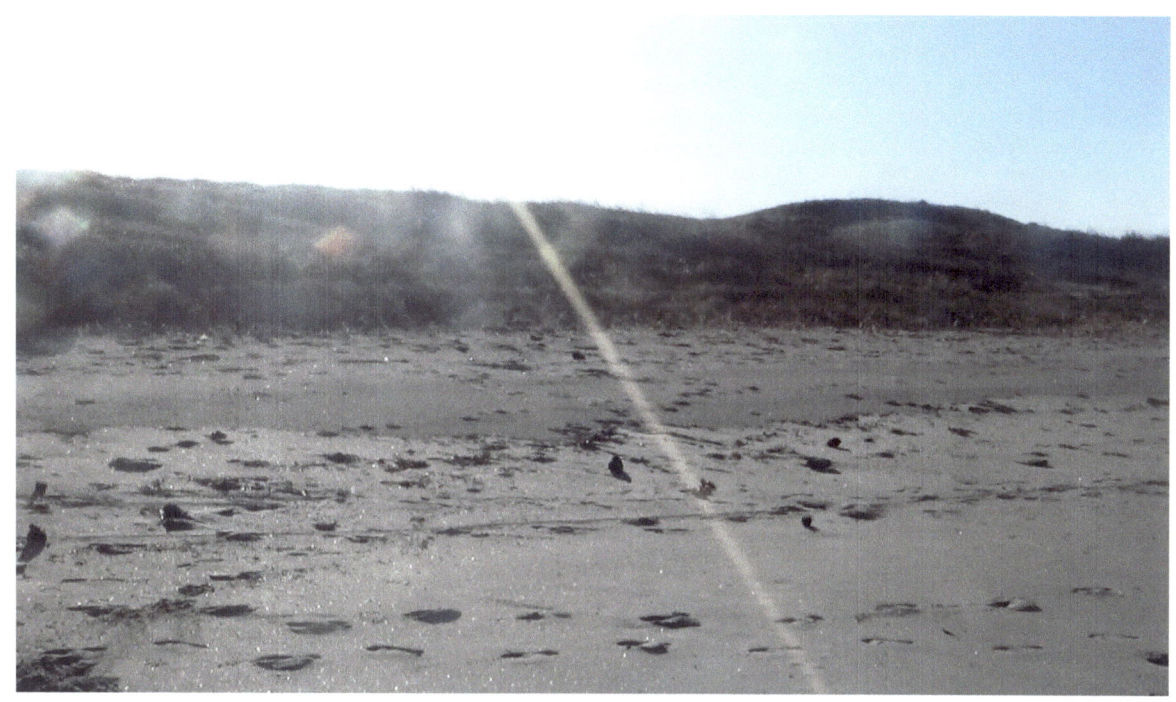
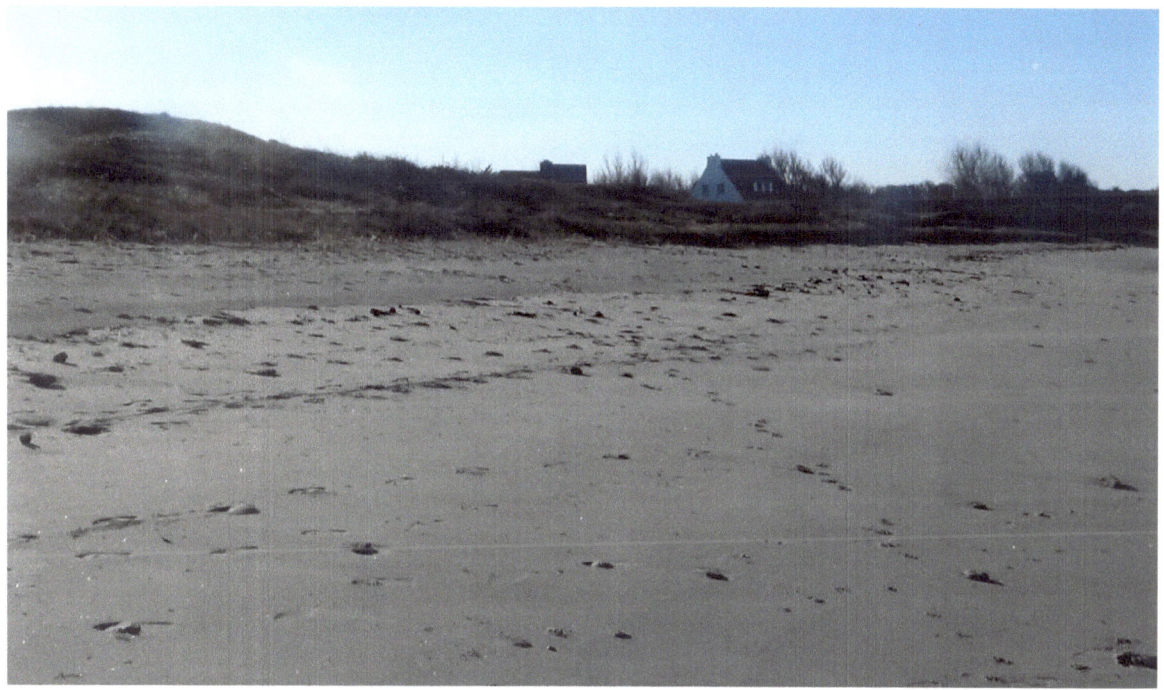

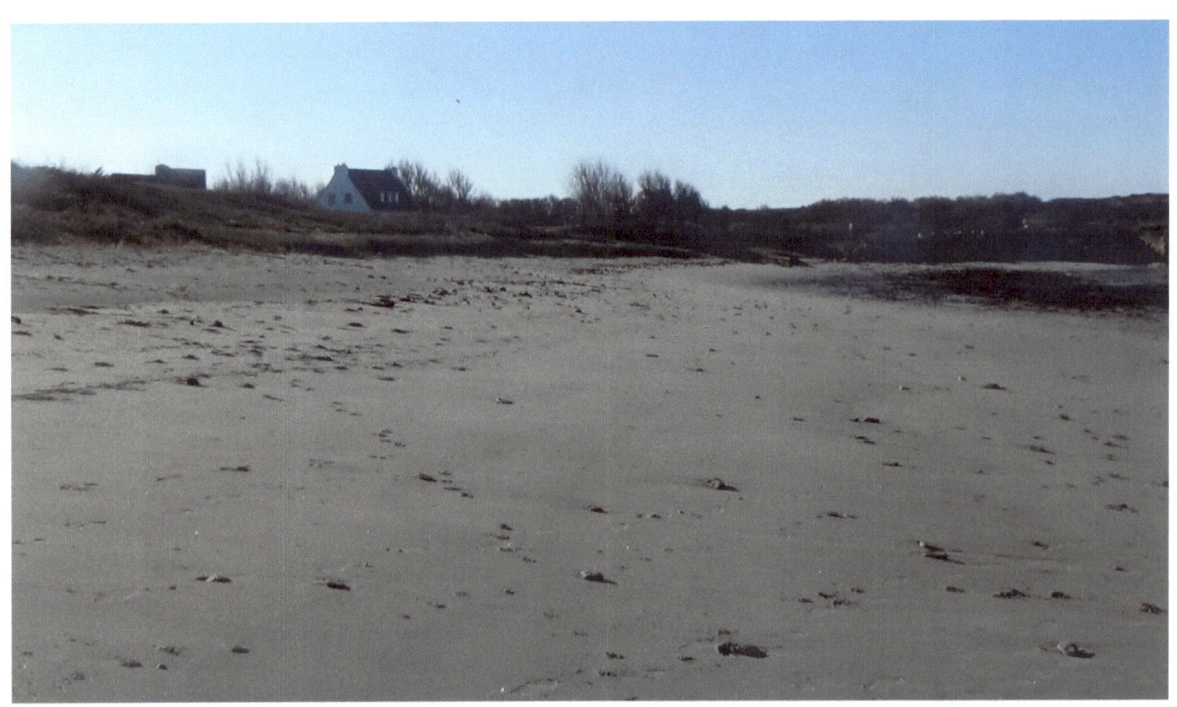
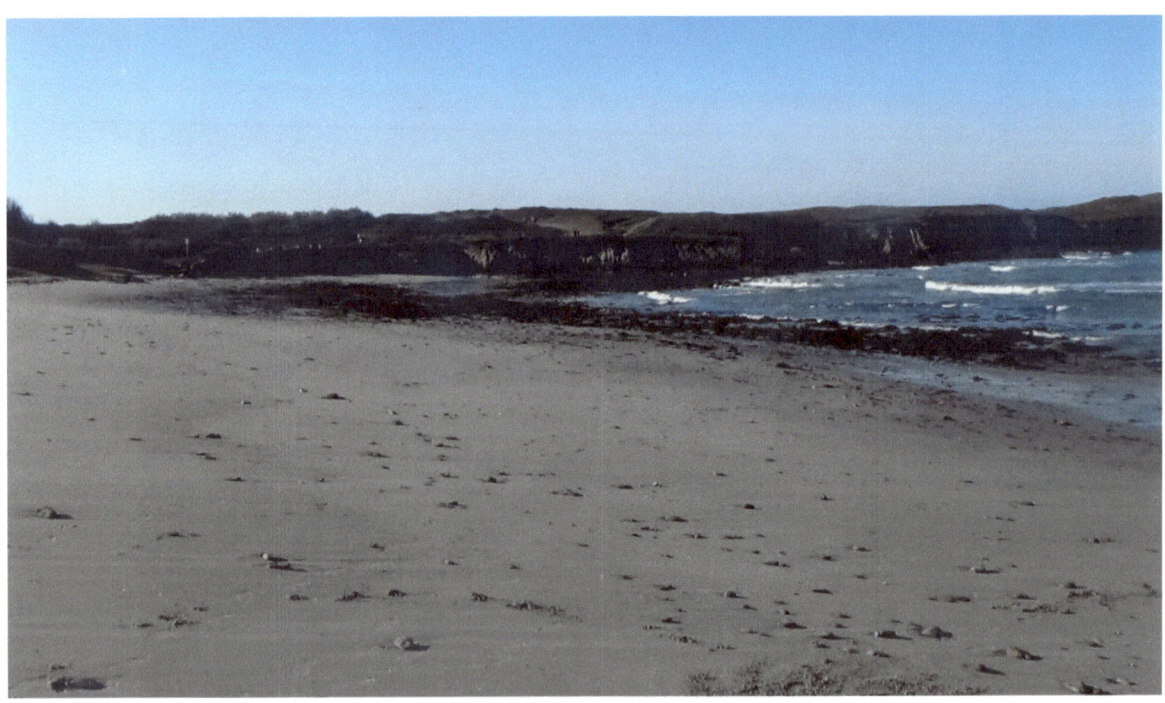

CHAPITRE 3 direction la clinique
JEANNETTE LE RET

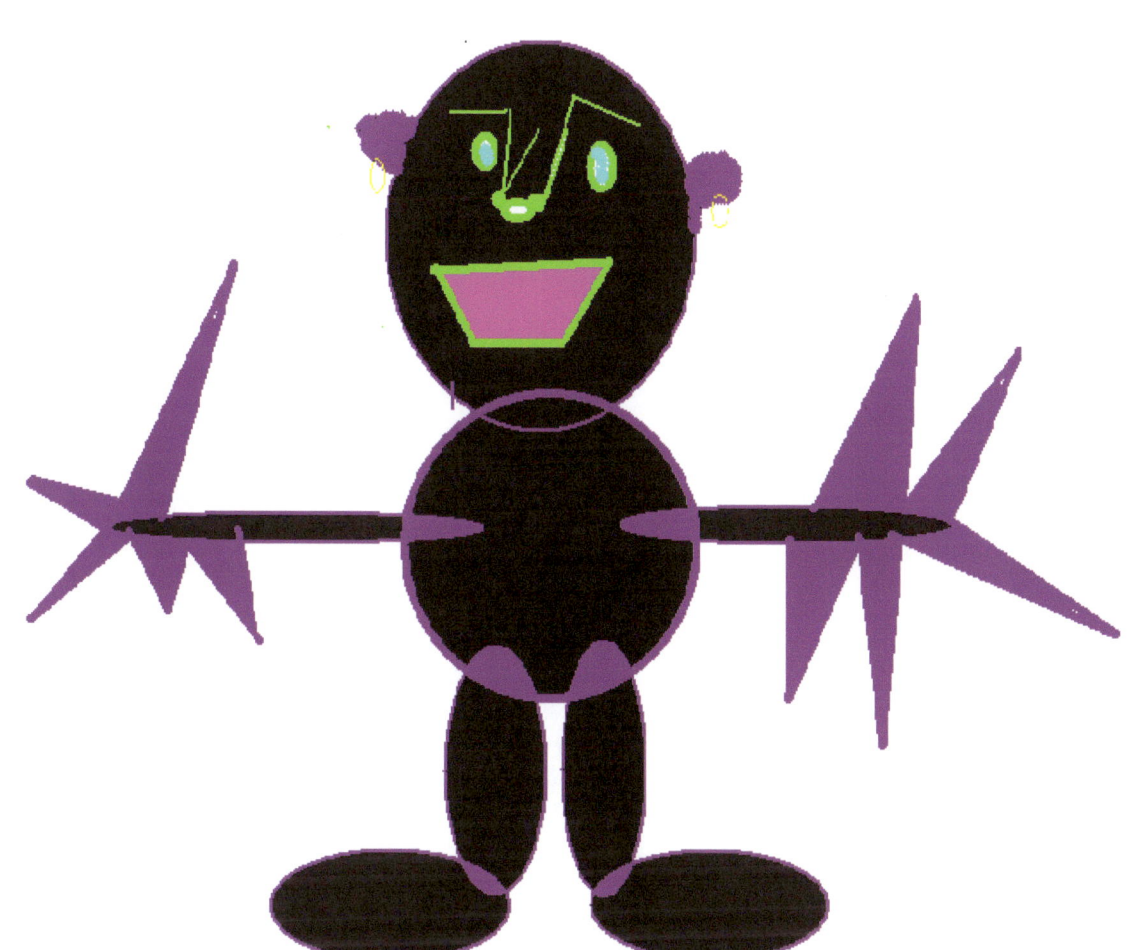

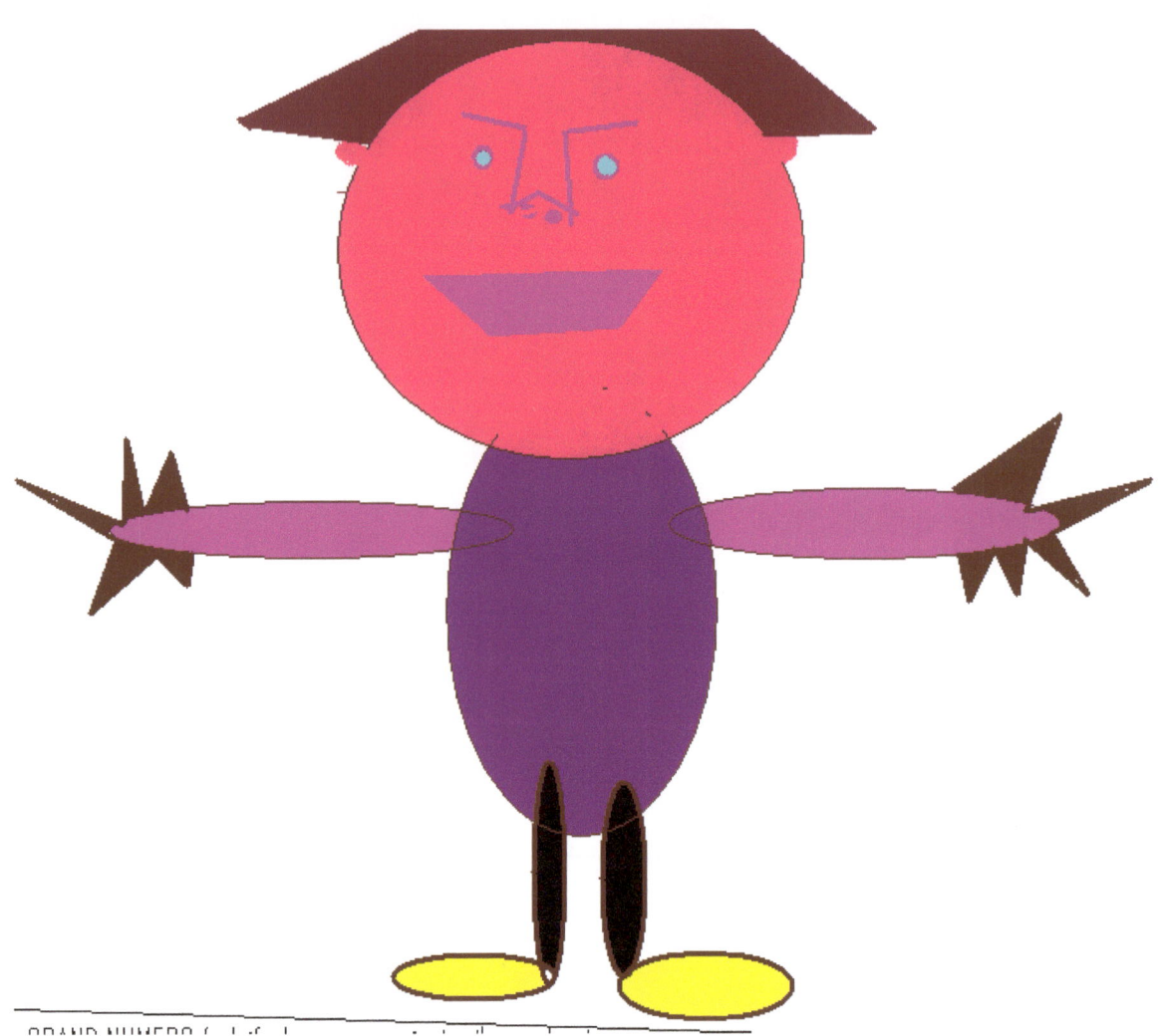

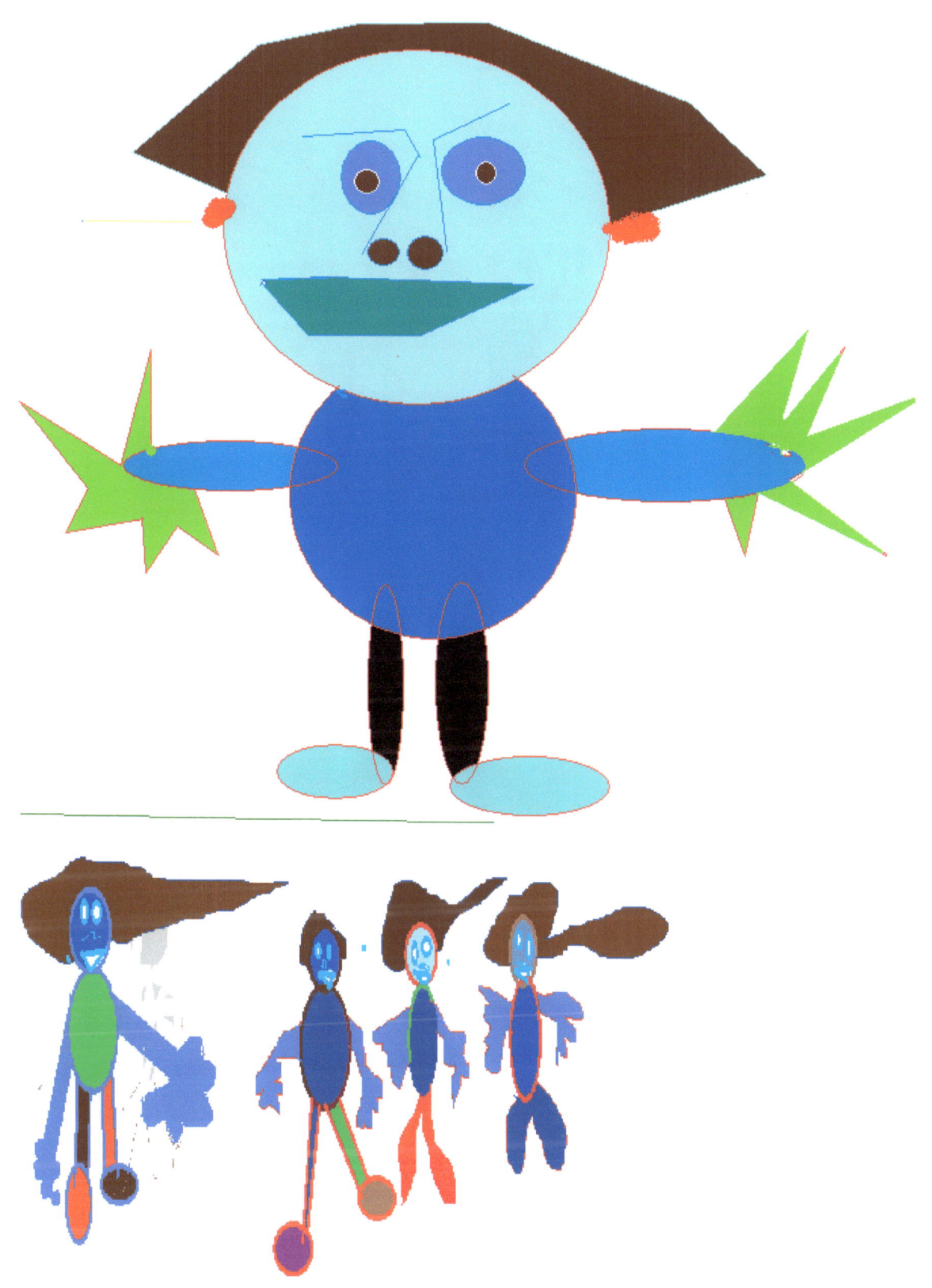

Allée debout p'tit diable numéro 2
on y va on a rdv a la clinique

JEANNETTE LE RET

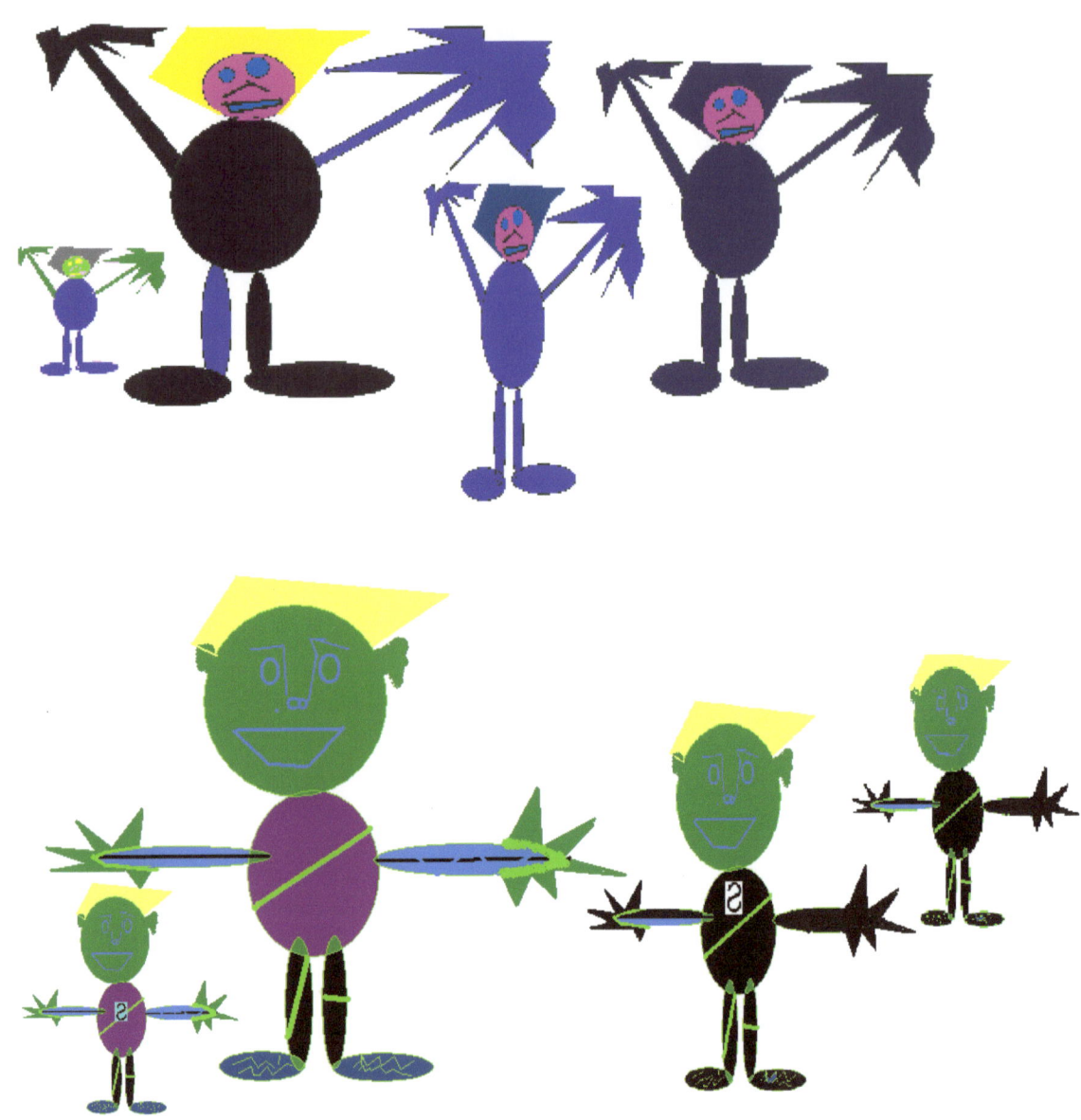

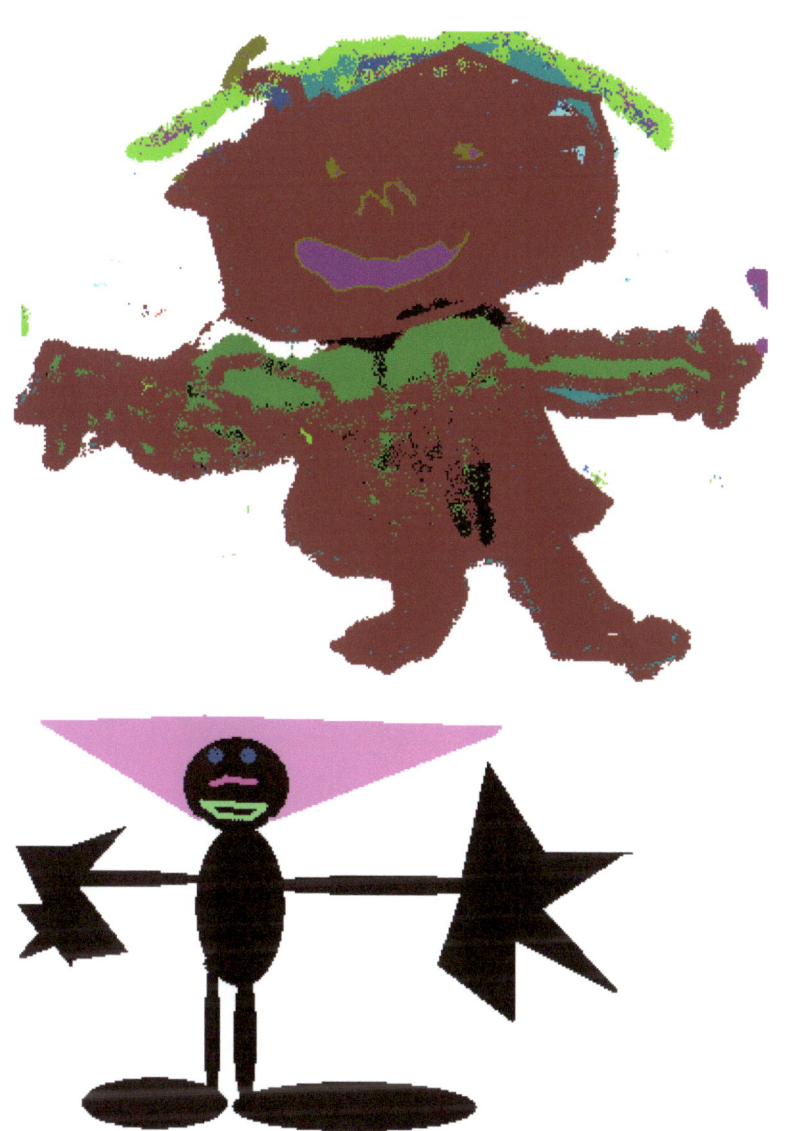

allez debout on a beaucoup de travaille aujourd'hui qui nous attend donc on évite d'être en retard.OUI TONTON 2

www.ingramcontent.com/pod-product-compliance
Lightning Source LLC
Chambersburg PA
CBHW051833210526
45473CB00005B/1857